Water is Life

I0756829

Notes

Water is Life

Notes

Water is Life

Notes

Water is Life

Notes

Water is Life

Notes

Water is Life

Notes

Water is Life

Notes

Water is Life

Notes

Water is Life

Notes

Water is Life

Notes

Water is Life

Notes

Water is Life

Notes

Water is Life

Notes

Water is Life

Notes

Water is Life

Notes

Water is Life

Notes

Water is Life

Notes

Water is Life

Notes

Water is Life

Notes

Water is Life

Notes

Water is Life

Notes

Water is Life

Notes

Water is Life

Notes

Water is Life

Notes

Water is Life

Notes

Water is Life

Notes

Water is Life

Notes

Water is Life

Notes

Water is Life

Notes

Water is Life

Notes

Water is Life

Notes

Water is Life

Notes

Water is Life

Notes

Water is Life

Notes

Water is Life

Notes

Water is Life

Notes

Water is Life

Notes

Water is Life

Notes

Water is Life

Notes

Water is Life

Notes

Water is Life

Notes

Water is Life

Notes

Water is Life

Notes

Water is Life

Notes

Water is Life

Notes

Water is Life

Notes

Water is Life

Notes

Water is Life

Notes

Water is Life

Notes

Water is Life

Notes

Water is Life

Notes

Water is Life

Notes

Water is Life

Notes

Water is Life

Notes

Water is Life

Notes

Water is Life

Notes

Water is Life

Notes

Water is Life

Notes

Water is Life

Notes

Water is Life

Notes

Water is Life

Notes

Water is Life

Notes

Water is Life

Notes

Water is Life

Notes

Water is Life

Notes

Water is Life

Notes

Water is Life

Notes

Water is Life

Notes

Water is Life

Notes

Water is Life

Notes

Water is Life

Notes

Water is Life

Notes

Water is Life

Notes

Water is Life

Notes

Water is Life

Notes

Water is Life

Notes

Water is Life

Notes

Water is Life

Notes

Water is Life

Notes

Water is Life

Notes

Water is Life

Notes

Water is Life

Notes

Water is Life

Notes

Water is Life

Notes

Water is Life

Notes

Water is Life

Notes

Water is Life

Notes

Water is Life

Notes

Water is Life

Notes

Water is Life

Notes

Water is Life

Notes

Water is Life

Notes

Water is Life

Notes

Water is Life

Notes

Water is Life

Notes

Water is Life

Notes

Water is Life

Notes

Water is Life

Notes

Water is Life

Notes

Water is Life

Notes

Water is Life

Notes

Water is Life

Notes

Water is Life

Notes

Water is Life

Notes

Water is Life

Notes

Water is Life

Notes

Water is Life

Notes

Water is Life

Notes

Water is Life

Notes

Water is Life

Notes

Water is Life

Notes

Water is Life

Notes

Water is Life

Notes

Water is Life

Notes

Water is Life

Notes

Water is Life

Notes

Water is Life

Notes

Water is Life

Notes

Water is Life

Notes

Water is Life

Notes

Water is Life

Notes

Water is Life

Notes

Water is Life

Notes

Water is Life

Notes

Water is Life

Notes

Water is Life

Notes

Water is Life

Notes

Water is Life

Notes

Water is Life

Notes

Water is Life

Notes

Water is Life

Notes

Water is Life

Notes

Water is Life

Notes

Water is Life

Notes

Water is Life

Notes

Water is Life

Notes

Water is Life

Notes

Water is Life

Notes

Water is Life

Notes

Water is Life

Notes

Water is Life

Notes

Water is Life

Notes

Water is Life

Notes

Water is Life

Notes

Water is Life

Notes

Water is Life

Notes

Water is Life

Notes

Water is Life

Notes

Water is Life

Notes